A propos de l'auteur 

Laurent ROCHETTA est né en 1976 à Montpellier, Consultant Fintech, responsable de l'innovation et chef de projet en Europe.

Ses intérêts vont de la technologie à l'entrepreneuriat. Il s'intéresse également à l'innovation, la sécurité et les fintechs.

Grand lecteur et passionné il dévore des pans entiers de la culture, des manuels et techniques de management et de développement personnel.

Son esprit de « white hackeur » le conduise à expérimenter et confronter ses lectures à la réalité.

Dans ce livre il vous livre des conseils, techniques et outils pour passer votre business et vos affaires à un niveau supérieur grâce à une pratique quotidienne de la méditation.

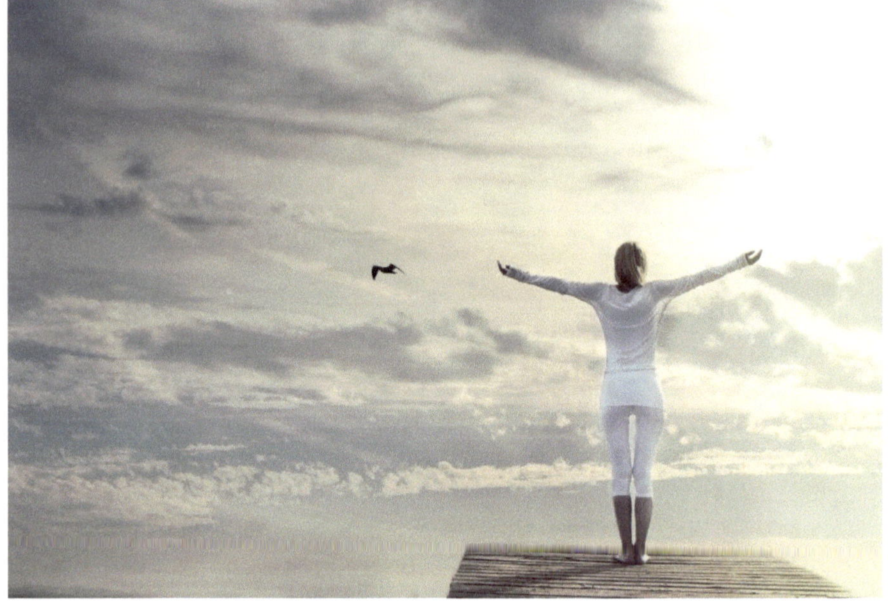

Table des matières

Chapitre 1 : méditation et succès

Méditation et vie moderne ?

A ce moment précis, quelque part dans les locaux d'un grand groupe d'informatique, une équipe de

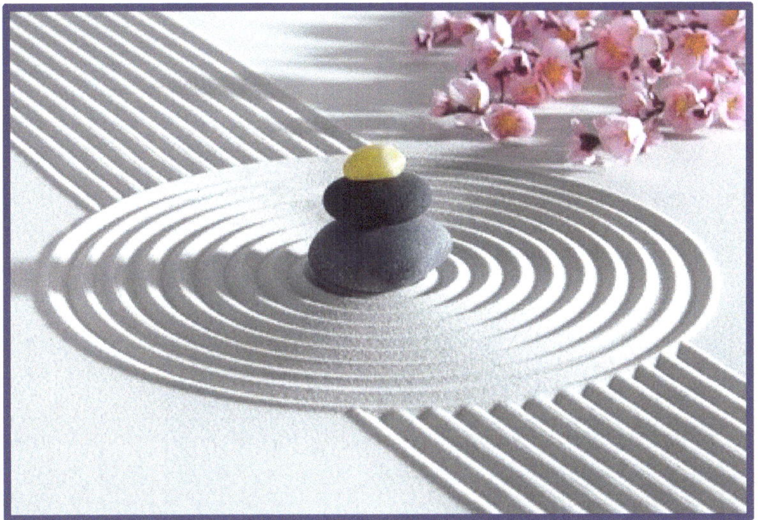

programmeurs s'assied silencieusement dans une salle, les jambes croisées et les yeux mi-clos, en écoutant le son de leur propre respiration. Ailleurs, la gérante d'une petite agence immobilière commence sa journée en respirant profondément et en exécutant des poses de yoga. Et dans un autre endroit de la planète, un spécialiste d'entrée de données finit son sandwich au poulet, retourne à son poste de travail, remet ses écouteurs, et respire profondément pendant qu'il se concentre sur le son de cloches et de chutes d'eau.

La méditation peut prendre plusieurs formes selon les personnes et même selon les cultures, mais une chose est certaine : elle se popularise très rapidement dans la culture occidentale. Elle présente beaucoup de bénéfices tant dans le cadre privé que dans le cadre professionnel : accroissement de la productivité, réduction du stress et de la dépression, réduction de troubles physiques tels les maux de tête et la tension musculaire, pour n'en nommer que quelques-uns.

Le mot "méditation" fait souvent penser à des images d'hommes pieux assis silencieusement dans des temples lointains. Cela peut sembler quelque peu étrange et éloigné de la vie réelle et quotidienne d'une personne vivant le stress des grandes villes. Il est alors difficile d'en imaginer une application dans le monde du travail ou personnel. C'est sûrement votre cas si vous lisez ces lignes. Vous pourriez donc avoir des idées préconçues sur ce que provoque la méditation, ou bien des croyances personnelles ou religieuses qui pourraient vous empêcher de pratiquer cette dernière.

Bien que la méditation puise sa source dans plusieurs pratiques spirituelles, elle est de plus en plus conseillée et mise en avant par les professionnels de la médecine occidentale car les différentes recherches à son sujet montrent ses multiples bienfaits sur la santé lorsqu'on pratique cette forme de relaxation concentrée. Attention, les puristes font bien la distinction entre méditation et relaxation car l'objectif n'est pas le même. La relaxation est souvent associée à *but spécifique à atteindre* ce qui n'est forcément le cas de la méditation qui se suffit à elle-même. On peut pratiquer la méditation pour le simple plaisir de la pratiquer.

Une séance de relaxation, par contre, est souvent associée à une étape complémentaire (motivation, optimisation de performance, visualisation etc...).

Dans ce guide, nous parlerons essentiellement de méditation, mais nous aborderons aussi des techniques que l'on associe plus généralement à la relaxation.

C'est un parti pris de ma part, car j'utilise les deux techniques et je trouve, à titre tout à fait personnel, qu'elles se renforcent l'une et l'autre.

Que les puristes me pardonnent ce raccourci !

Ce qui est important, c'est de bien comprendre que la méditation s'éloigne de toute notion de performance, d'obligation ou de règles strictes.

Que vous choisissiez de méditer pour des raisons spirituelles ou pour votre santé physique ou mentale, la méditation se pratique généralement (<u>mais pas obligatoirement</u>) en suivant un cadre et/ou des éléments particuliers :

> **Un environnement relaxant** : Que ce soit dans les bois, autour d'un lac, dans un bus ou dans votre salon, la pratique de la méditation, surtout au début, sera facilitée dans un environnement calme, physiquement confortable et exempt de distractions bruyantes. Certaines personnes choisissent de s'asseoir sur un coussin et de se concentrer sur leur respiration dans un silence complet tandis que d'autres font le choix de s'allonger sur leur lit et d'écouter de la musique relaxante.

➢ ***Une posture ou un mouvement :*** pendant la méditation, le participant s'assied généralement selon une posture précise, jambes croisées, le dos droit, et les mains posées sur les genoux. Parfois ces derniers s'allongent ou pratiquent des mouvements précis tels ceux du yoga ou du t'ai chi.

➢ *La concentration, ou plutôt **l'attention** :* tout en méditant, le participant peut se concentrer sur plusieurs choses pouvant aller de sa simple respiration, la sensation de l'énergie traversant son corps, un objet, une valeur ou une idée, un mot ou une phrase que l'on appelle un mantra.

➢ *Un esprit ouvert :* les participants doivent permettre à leur esprit de se vider, c'est à dire de laisser passer toutes leurs pensées sans les analyser. La plupart du temps, la personne en méditation **observera ces pensées au lieu de les supprimer et**

tentera alors délicatement de se reconcentrer sur le sujet souhaité.

Comment la méditation peut contribuer à la qualité de vie...et "au succès"

La notion de succès, c'est-à-dire être capable d'accomplir ce que vous vous étiez fixé ou d'atteindre l'état d'esprit que vous visiez, est généralement associée avec des notions de persistance, de patience, de dur labeur, d'efforts, d'atteinte d'objectifs. La méditation ne rentre pas vraiment dans ce cadre de performance. Comme

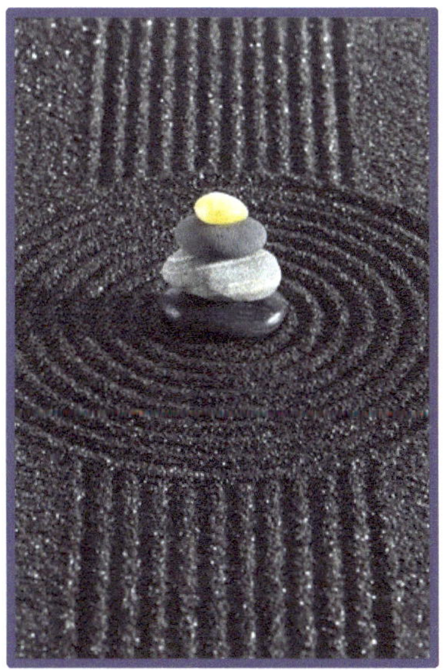

déjà évoqué, la méditation est une pratique de centrage sur soi, qui se suffit à elle-même, qui ne répond pas à un objectif quantifiable. C'est ce qui fait son originalité...et sa force. On se met en méditation pour le simple plaisir de la méditation.

Pensez-y sérieusement. Si une seule activité était en mesure d'améliorer plusieurs aspects de votre esprit et de votre corps en même temps, en passant par des aptitudes à résoudre certains de vos problèmes, ou votre pression sanguine, votre système immunitaire, et vos maux de tête, ne croyez-vous pas qu'elle contribuerait grandement à votre succès général dans la vie ? Si votre santé s'améliore, et si vous vous sentez plus fort, vous serez plus à même d'accomplir ou d'atteindre les objectifs que vous vous étiez fixé.

Faire en sorte que la méditation soit efficace pour vous

Bien que la méditation repose sur une activité régulière, il n'est pas nécessaire qu'elle monopolise plusieurs heures de votre journée. Même une session de dix ou quinze minutes peut apporter des bénéfices.

La liste suivante propose une série de notions en relation avec la pratique de la méditation. Choisissez-en une ou deux si vous pensez que vous pourriez les apprécier et incorporez-les dans votre emploi du temps. Beaucoup de personnes préfèrent méditer tôt le matin, avant de commencer leur journée pour les aider à la commencer sur une note positive. D'autres choisissent de méditer juste avant de se coucher afin de se débarrasser de toute leur anxiété et plonger doucement dans le sommeil. Quelques exercices de méditation sont détaillés plus tard, dans le Chapitre 3 : la pratique de la méditation.

> ➤ *Respiration profonde ou respiration conciente* : nécessite de fermer les yeux et de se concentrer le plus longtemps possible sur la sensation de votre respiration lorsque l'air remplit vos poumons puis quitte votre corps. C'est la base absolue de la méditation, car elle fait le lien entre le corps qui respire et l'esprit qui l'observe, sans attente particulière. C'est aussi cela, le secret de la méditation.

➢ *Analyse du corps :* cette méthode est utilisée principalement pour la relaxation. Elle consiste à prêter une attention particulière aux différentes parties du corps selon un ordre précis, vous permettant de tendre puis de relâcher chacune d'entre elles et en faisant attention aux sensations ressenties pour chaque section durant le processus.

➢ *Concentration d'énergie :* concentrer votre attention sur l'énergie passant dans votre corps et tenter de se sentir "centré" ou "lié à la terre", ou d'atteindre un lieu ou un état spirituel de plénitude. Peut également impliquer l'utilisation de "chakras" ou centres d'énergie comme le décrivent les rituels Hindou.

- ➢ *Contemplation :* variation de la technique de la respiration consciente. Au lieu d'avoir les yeux fermés, vous pouvez choisir de concentrer votre regard sur un objet précis.

- ➢ *Visualisation :* implique de fermer les yeux et de focaliser votre attention sur l'image et les sons d'un endroit paisible, comme un lac ou une montagne.

- ➢ *Imagerie mentale :* nécessite d'écouter un professeur ou une piste audio pré-enregistrée afin de vous guider à travers des images paisibles et d'engager vos sens. Attention, nous sommes déjà plus dans la relaxation que dans la méditation.

- ➢ *Mantra :* nécessite de répéter un mot, une syllabe, ou une phrase plusieurs fois, que ce soit dans votre tête ou à haute voix.

- ➢ *Par la musique :* nécessite d'écouter des sons apaisants de cloches, de harpes, d'instruments à cordes ou à vent et des sons de nature tout en vous concentrant sur votre respiration.

- ➢ *Yoga :* Cet exercice peut être considéré comme une forme de méditation, car chaque mouvement est effectué lentement et méthodiquement, en prêtant une attention toute particulière à la respiration. Cette pratique est particulièrement efficace lorsqu'elle est pratiquée dans un environnement naturel ou avec une musique appropriée.

- ➢ *T'ai Chi:* Forme d'art martial permettant au pratiquant de concentrer son attention sur l'énergie intérieure traversant son corps en fonction de mouvements étudiés et planifiés.

> *Qi Gong :* Combine relaxation, méditation, et exercices de mouvement et de respiration afin de restaurer et maintenir un sentiment d'équilibre. Basé sur le concept Chinois du Qi, ou énergie, particulièrement concentrée sur la colonne vertébrale, le torse et le front.

> *Marche méditative :* la marche peut être vue comme une forme de méditation lorsque l'attention est portée sur la sensation de mouvement, laissant le champ libre à la survenue de pensées. C'est l'une des pratiques les plus faciles car elle peut être effectuée à n'importe quel moment, et à peu près n'importe où...pourvu qu'il n'y ait pas trop de risques (automobiles, passage pour piétons, ...). L'idéal est de pratiquer dans la nature ou un parc.

> ➢ *Méditation consciente ou introspective :* implique d'atteindre un niveau de pleine conscience sur le flot de vos pensées, sentiments et sensations intérieurs au fur et à mesure qu'ils apparaissent. Cela implique une concentration *exclusive* sur l'instant présent, en faisant abstraction de tout ce qui a trait au passé et à l'avenir. Seul l'instant présent compte, car c'est le seul sur lequel on a un (petit) pouvoir. Le passé et le futur ne nous appartiennent plus vraiment, car tout le pouvoir est sur le moment présent. On le matérialise par l'attention sur la respiration. Il s'agit d'une pratique très à la mode actuellement et elle fait l'objet de nombreuses études scientifiques et médicales. Si vous voulez en savoir plus sur cette méthode (c'est celle que j'ai choisie) je vous recommande de lire les ouvrages de Jon Kabat-Zinn, comme l'excellent *Où tu vas, tu es*.

- ➢ *Affirmations positives (Méthode Coué !) :* nécessite de se concentrer sur les idées positives qui vous aideront à accomplir vos objectifs. Exemples : "J'ai du succès", "Je suis aimé", "Je suis capable de le faire", ou "Je suis capable de faire ce que j'ai décidé d'accomplir". Nous nous éloignons ici de la méditation car on envisage la réalisation d'un objectif, il y a donc une notion de performance. Cette pratique particulière est souvent effectuée après s'être mis en relaxation et elle est souvent associée à une étape de visualisation créatrice où l'on se voit réaliser l'objectif.

- ➢ *Réflexion par la lecture ou moment de calme :* implique de lire un poème, un texte sacré, etc… et de réfléchir à leur sens ou à leur impact personnel. Peut également être cumulé avec un discours, une musique sacrée ou un journal.

➢ *Méditation par le mouvement :* Nécessite de se sentir centré ou enraciné pour ensuite permettre à votre corps de se déplacer selon différentes façons, tout en vous concentrant sur les sensations ressenties.

Chapitre 2 : les bénéfices de la méditation

Les bénéfices de la méditation pour les entrepreneurs... et tous les autres !

Si vous avez déjà tenté de monter votre propre entreprise, vous connaissez le stress causé par les nombreuses heures de travail, les responsabilités toujours plus importantes, et les solutions à apporter aux problèmes inattendus. Et vous pouvez très bien vous trouver dans une situation dans laquelle vous avez du mal à trouver le temps nécessaire pour prendre trois repas par jour ou même dormir plus de 5 heures par nuit. Alors trouver le temps de méditer...n'en parlons même pas. Bien sûr ce type d'emploi du temps et de responsabilité n'est pas réservé aux seuls entrepreneurs. Dans tous les métiers les sources de stress et d'inquiétude existent, et toute activité est forcément liée à un certain niveau de responsabilité et de prise de risque.

Le stress est naturel et souvent inévitable. Mais une exposition au stress sur une trop longue période peut affaiblir la santé corporelle et spirituelle. Il peut entrainer tout un ensemble de symptômes, tels que des maux de tête fréquents, des maux d'estomac et des problèmes digestifs, des douleurs, des troubles du sommeil et de l'hypertension. En outre, le stress aggrave les symptômes d'autres maladies et peut même réduire le temps de récupération de certaines blessures et maladies.

La méditation, quant à elle, ne propose que des bénéfices aux personnes qui osent prendre le temps de la pratiquer. Après une session de méditation, l'esprit et le corps sont relaxés, relâchant ainsi tous les symptômes causés par le stress. Elle accroit également les capacités de l'esprit pour les tâches créatives qui requièrent une concentration intense et les aptitudes nécessaires aux résolutions de certains problèmes. De plus elle permet à votre esprit d'endurer plus facilement le flux d'informations qui le traversent tout au long d'une journée de travail. **Elle permet de récupérer un certain niveau d'attention pour une session de travail sans distraction**. Et pour cela quelques minutes suffisent.

Il peut être difficile de se persuader de prendre du temps sur votre agenda déjà bien chargé pour "ne rien faire". Mais lorsque l'on considère que la méditation fait partie intégrante d'un style de vie sain et que l'on étudie ses bénéfices mentaux et physiques, il est facile de comprendre pourquoi tant de patrons d'entreprises ont choisi de l'adopter. Prendre un temps pour se reposer et se ressourcer à travers la méditation augmentera votre productivité et votre efficacité pour toute la journée. Cela semble évident n'est-ce pas ? Alors pourquoi se priver ?

Après vous être décidé à intégrer la méditation dans votre vie, vous constaterez que même les tâches quotidiennes comme se verser une tasse de thé, se raser, se doucher, peuvent revêtir une forme d'attention propice à la méditation étant donné que votre esprit est déjà conditionné et prêt à appliquer cette nouvelle plénitude.

Méditation d'entreprise et moral des employés

Certaines entreprises engagent des services de méditation d'entreprise afin d'encourager leurs employés à pratiquer la méditation ensemble. Et dans ce cas tout le monde est gagnant. Cela améliore la santé et le bien-être de ses employés, cela augmente leur productivité, et leur moral en général.

La méditation a pour conséquence de réduire les coûts engendrés par l'absentéisme des employés car ils peuvent désormais profiter des bénéfices de cette pratique. Ils appelleront dès lors beaucoup moins souvent pour se faire porter pâle car leur corps sera en meilleure santé. De plus, un employé ressentant que son travail

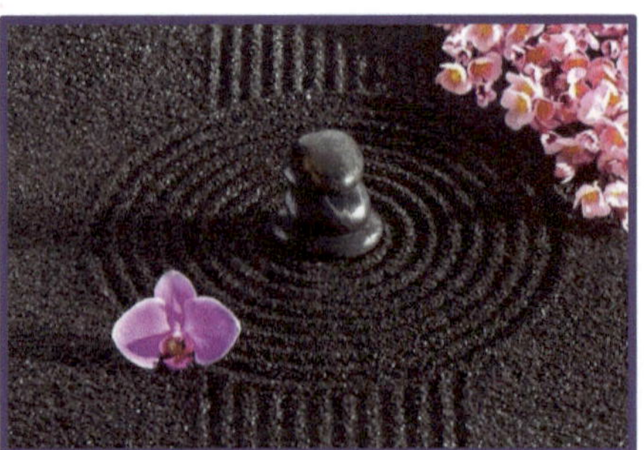

l'aide actuellement à être plus productif et en meilleure santé montrera un niveau de satisfaction professionnelle beaucoup plus élevé, ce qui réduira grandement le turn-over de salariés.

La méditation améliore la productivité, surtout pour les professions nécessitant des aptitudes créatives ou au contraire (si j'ose dire !) des étapes de très forte concentration sur des périodes assez longues. Elle peut aussi aider à apprendre de nouvelles tâches car elle améliore la mémoire et les capacités générales d'apprentissage. Quand l'esprit est relaxé et libre de toutes distractions, il peut alors travailler de façon plus productive sur la tâche à accomplir. Il n'y a rien de magique ou de révolutionnaire là-dedans, c'est juste une évidence. Si vous êtes capable de faire abstraction de toute distraction lorsque vous vous concentrez sur une activité, vous progressez plus vite, vous faites plus de choses en moins de temps.

La méditation collective au sein d'une entreprise peut aider à améliorer le moral des troupes pour plusieurs raisons. La première étant que les employés développeront un sentiment de proximité affective en participant tous à une expérience partagée. Deuxièmement, le processus de relaxation peut les aider à abaisser leurs défenses émotionnelles leur permettant ainsi de travailler plus sereinement ensemble ou en équipe sur certains projets et à s'entraider pour supporter la pression des délais, des demandes et des changements divers. Finalement, la motivation générale peut être améliorée car l'employeur montre qu'il s'intéresse à la santé et au bien-être de ses employés.

Les recherches commencent à prouver les bénéfices des programmes de méditation en entreprise. Selon le site project-meditation.org, une usine chimique de Detroit aux Etats-Unis a décidé d'intégrer l'un de ces programmes. Après seulement trois ans, ils ont constaté une réduction de 85% du taux d'absentéisme, un accroissement de 120% de la productivité générale, une réduction de 70% des blessures et une augmentation considérable de 520% des profits de l'entreprise.

Les bénéfices de la méditation pour le bien-être personnel

La méditation, surtout lorsqu'elle est utilisée régulièrement dans un cadre de vie sain, possède de nombreux attraits. Quand vous prendrez connaissance de la liste ci-dessous, il vous sera facile de comprendre pourquoi tant de personnes l'intègrent dans leur vie personnelle et professionnelle pour leur permettre d'atteindre de meilleurs succès. Combien d'autres activités de ce genre apportent autant de bénéfices physiques et mentaux ?

Bénéfices physiques

- Diminution de la fréquence cardiaque, de la pression artérielle et du cholestérol
- Diminution des symptômes d'insomnie
- Réduction des symptômes prémenstruels
- Amélioration des parois artérielles, réduisant le risque de crise cardiaque et d'AVC de 8 à 15%[1]
- Amélioration de certaines douleurs chroniques
- Réduction des symptômes asthmatiques, allergiques, dépressifs, de fatigue, et de maladies cardiaques[2]
- Diminution de la tension musculaire
- Amélioration des niveaux d'énergie
- Amélioration du système immunitaire
- Réduction des radicaux libres, entraînant une réduction des lésions tissulaires[3]

---

[1] www.project-meditation.org

[2] www.mayoclinic.com/health/meditation/HQ01070

[3] www.ineedmotivation.com/blog/2008/05/100-benefits-of-meditation

- ➢ Résistance supérieure de la peau
- ➢ Ralentissement du processus de vieillissement
- ➢ Diminution des maux de tête et migraines
- ➢ Amélioration de la fertilité étant donné que la méditation aide à réguler le système hormonal

Bénéfices psychiques

- ➤ Diminution de l'anxiété et de la nervosité
- ➤ Augmentation des sentiments d'indépendance et de confiance
- ➤ Ralentit le vieillissement du cerveau en augmentant la matière grise[4]
- ➤ Augmentation de la créativité
- ➤ Augmentation des facultés à résoudre les problèmes
- ➤ Augmentation des capacités de concentration
- ➤ Meilleur sens de la conscience de soi
- ➤ Réduction des pensées négatives
- ➤ Augmentation de la sérotonine, améliorant l'humeur et le comportement
- ➤ Amélioration de la capacité à apprendre de nouvelles tâches
- ➤ Augmentation de la productivité
- ➤ Augmentation de la stabilité émotionnelle
- ➤ Amélioration du sens de l'intuition

---

[4] www.sciencedaily.com/releases/2005/11/051110215950

- ➢ Amélioration de la capacité à résister aux pulsions.
- ➢ Augmentation de la satisfaction professionnelle
- ➢ Diminution des symptômes de maladies mentales
- ➢ Diminution de l'agressivité
- ➢ Amélioration des aptitudes d'écoute
- ➢ Augmentation de la tolérance
- ➢ Amélioration de la capacité d'empathie et de compassion envers les autres
- ➢ Amélioration de la notion de sagesse
- ➢ Amélioration de la perception du moment présent
- ➢ Augmentation de la capacité à pardonner
- ➢ Augmentation du sentiment d'intégrité et de remise en question

Chapitre 3 : la pratique de la méditation

Préparer le corps et l'esprit à la méditation

La méditation implique d'être volontaire et attentif tout en plaçant son corps dans une position confortable. Avant de commencer, assurez-vous de disposer d'assez de temps et de ne pas être dérangé par des appels ou demandes de la part de vos membres de famille ou collègues. Choisissez un endroit dans lequel vous vous sentez en sécurité et relaxé, avec un éclairage tamisé et un minimum de bruit. Faites-en sorte également de soulager votre corps en allant aux toilettes, en buvant de l'eau, et en mangeant quelque chose auparavant afin que vos besoins corporels ne prennent pas l'ascendant et ne puissent pas vous distraire dans vos exercices de méditation.

Ajustez la température de la pièce ou portez les habits appropriés pour que votre corps n'ait ni trop chaud ni trop froid. Utilisez un coussin confortable avec une texture douce sur lequel vous pourrez vous asseoir.

Si vous utilisez de la musique durant votre méditation, utilisez quelque chose que vous connaissez bien et qui ne contient aucun bruit parasite ou sons stridents, désagréables. Activez l'option de répétition sur votre lecteur de musique afin de ne pas avoir à interrompre votre attention pour débuter une nouvelle chanson.

La posture méditative

De manière générale il n'y a pas de position optimale pour pratiquer la méditation, mais il en existe qui seront peut-être plus adaptées à votre situation. Cela dit une simple posture assise fera l'affaire dans la majorité des cas alors autant commencer par cela.

La position assise est importante car elle permet à la personne entrant en méditation de s'asseoir confortablement, en gardant une bonne circulation sanguine et de rester alerte pendant la phase de relaxation. Maintenir une vivacité suffisante est essentielle car la méditation ne repose pas uniquement sur un "effet relaxation", mais également et surtout sur un esprit pleinement conscient.

Commencez par choisir une pièce ou un espace sans distraction et ayant une température confortable. Eteignez votre téléphone portable et tous les appareils pouvant vous distraire. Ne portez que des habits confortables et qui ne grattent, piquent ou coupent pas votre peau.

Prenez un coussin, posez-le sur le sol et asseyez-vous. Ou si vous le souhaitez, utilisez un canapé, une chaise de bureau, ou un lit tant que le tout vous permettra de maintenir confortablement une position solide.

Croisez vos jambes, inclinez votre bassin légèrement vers l'avant pour accentuer la courbe naturelle de votre colonne vertébrale. Répartissez la pression de votre corps uniformément entre vos fesses et vos jambes. Si vous êtes assis sur une chaise, posez les deux pieds de façon égale sur le sol, cette fois-ci sans croiser les jambes.

Allongez votre cou et votre colonne vertébrale, pour permettre à votre tête de s'aligner avec vos épaules. Rentrez le menton légèrement vers l'intérieur. Détendez votre mâchoire, votre langue, vos yeux et votre front ; tous les muscles du visage doivent être détendus. Vos épaules doivent rester alignées avec vos hanches. Laissez vos épaules retomber, pour ouvrir votre poitrine. Au lieu de croiser les jambes, une alternative consiste à plier les genoux et à faire se toucher la plante de vos pieds. Ramenez alors vos talons près de votre bassin. Vous pouvez également vous exercer avec la position traditionnelle du "lotus", qui consiste à croiser vos jambes et faire reposer votre pied droit sur votre cuisse gauche et votre pied gauche sur votre cuisse droite. Mais ce n'est vraiment pas obligatoire.

Posez vos bras sur vos cuisses ou vos genoux, avec les paumes vers le haut ou vers le bas, ou joignez vos mains en forme de coupe. Vous pouvez choisir alternativement d'utiliser une forme traditionnelle en connectant votre index ou votre majeur et le pouce, pour former un cercle, ou tourner vos paumes vers le ciel avec le dos de vos mains sur vos genoux ou en retournant vos mains pour faire reposer vos paumes sur vos genoux. Quel que soit votre choix de placement de mains, assurez-vous qu'elles soient posées et que vos épaules ne

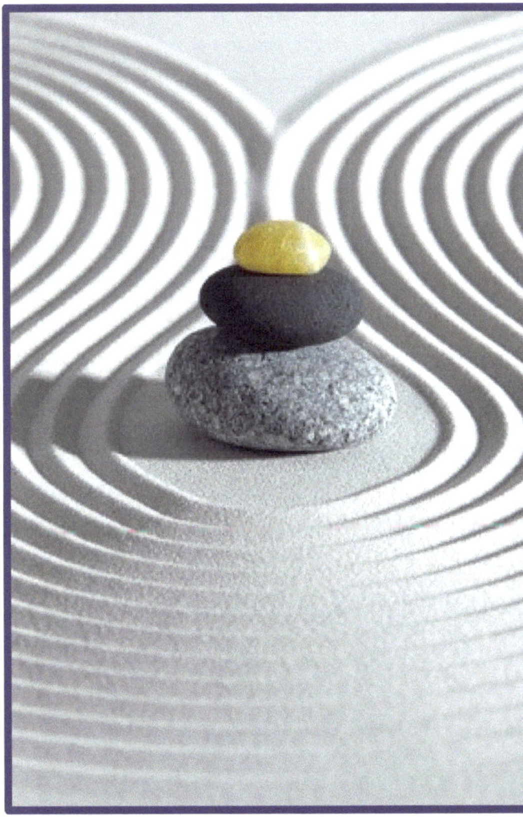

subissent aucune contrainte ou aucun poids trop important généré par votre posture.

Laissez votre respiration s'écouler naturellement dans et hors de votre corps, en permettant à votre poitrine et à votre ventre de se gonfler et de retomber aussi confortablement que possible. Laissez votre colonne vertébrale et vos épaules bouger lorsque vous respirez, en adoptant une position assise pas trop rigide. Prenez quelques respirations profondes au niveau du haut de votre poitrine, pour ouvrir votre cage thoracique. Relâchez-vous au fur à mesure que vous expirez, tout en préservant cette sensation de cage thoracique ouverte. Vous êtes maintenant prêt à entrer en méditation.

Exercices de méditation

Les pratiques suivantes sont de simples exercices de méditation moderne que vous pourrez facilement intégrer dans votre emploi du temps quotidien. Ils sont parfaits pour les débutants et sont assez simples pour pouvoir les mettre en pratique dans presque n'importe quel environnement, que vous soyez confortablement installé dans votre salon, votre bureau, ou assis le long d'une rivière, une fontaine, ou le pavillon d'un jardin magnifique.

Beaucoup de ces derniers sont efficaces même avec dix ou quinze minutes d'utilisation par jour. Au fur et à mesure que vous devenez à l'aise avec la méditation, essayez de prolonger vos séances, même pour trente minutes, une heure ou plus, quand vous en êtes capable bien-sûr. Choisissez un ou deux exercices et essayez-les.

> ➤ *Respiration profonde* : c'est le cœur de nombreuses pratiques de méditation. Si vous n'êtes pas familier avec cette dernière, <u>commencez par cet exercice et faites-le plusieurs fois jusqu'à ce que vous soyez à l'aise</u> avant de passer à d'autres formes de méditation. Commencez par trouver un endroit calme et confortable. Eteignez votre téléphone portable et évitez

toutes les autres distractions. Positionnez-vous en position assise de méditation. Concentrez toute votre attention sur votre respiration.

Concentrez-vous sur le "bruit" de votre inspiration, sur la sensation engendrée par l'air qui remplit vos poumons pour ensuite quitter votre corps par vos narines. Respirez doucement et profondément. Vous pouvez faire une petite pause lorsque vous êtes en inspiration maximale. A ce moment-là bloquez votre respiration une seconde par exemple, puis expirez normalement et complètement. Attention il est hors de question de viser l'exploit sportif de l'année : il s'agit juste de respirer régulièrement et calmement tout en maintenant toute votre attention sur cette respiration. Rien de plus, rien de moins. Constatez la régularité de votre respiration, comme le phénomène le plus naturel qui soit, en phase avec l'instant présent. Il n'y a rien d'autre qui compte à ce moment-là. Lorsque votre esprit divague vers une distraction mentale, redirigez doucement vos pensées vers le simple acte de respirer. Vous n'avez qu'à rester silencieux et observer en pleine conscience la régularité de votre respiration. Continuez ainsi jusqu'à vous sentir relaxé, rafraîchi et énergisé. Vous verrez au début que ce n'est pas si facile que ça en a l'air ! Très vite, l'esprit a tendance à vouloir s'évader et c'est tout à fait naturel. Vous saurez que vous progresserez quand vous serez capable de très vite recadrer votre attention sur votre cycle respiratoire. Ce premier exercice est de très loin le plus important. C'est le seul qu'il faut obligatoirement essayer et maîtriser. Toute la méditation repose sur ce simple exercice d'attention contrôlée et de prise de conscience.

➢ *Méditation par la musique :* choisissez un endroit calme, sans distraction possible et dans lequel vous pouvez écouter confortablement de la musique. Ecoutez la musique que vous trouvez apaisante. La plupart des personnes préfère utiliser de la musique instrumentale, surtout celle comportant des sons d'instruments à cordes, de cloches ou de nature. Placez-vous en position méditative et respirez profondément, tout en relâchant votre corps et en vous vidant l'esprit de toutes ces inquiétudes et pensées. Concentrez-vous sur les sons et les mélodies de la musique, et laissez-les vous emporter. Si vos pensées divaguent, recentrez votre attention sur la musique, tout en respirant doucement et profondément.

➢ *Affirmations positives :* allez dans un endroit où vous vous sentirez en sécurité et dans lequel vous ne serez pas interrompu. Asseyez-vous en position de méditation et respirez profondément jusqu'à vous sentir relaxé et videz votre esprit de vos inquiétudes et de vos craintes. Pensez à une ou deux idées positives vous concernant. Voici quelques exemples d'affirmations positives que vous pouvez utiliser, ou vous pouvez choisir les vôtres.

- Je suis capable de réaliser ce que je me suis fixé.
- J'ai un emploi que je trouve agréable et enrichissant.
- Je suis capable d'atteindre le succès que je désire.
- Je suis compétent et en mesure de faire face à n'importe quel challenge durant ma journée.
- J'ai la sagesse suffisante pour faire les bons choix.
- Je ressens l'amour de ceux qui ne sont pas physiquement près de moi.
- Je prends du plaisir dans mes moments de solitude.

- J'ai la possibilité de choisir ma propre voie.
- J'aime et accepte ce que je suis.
- Je fais confiance à mon intuition et à mon cœur pour me guider.
- Je suis capable de puiser dans ma force et lumière intérieures pour me guider.
- Le passé n'a pas de prise sur moi. Le futur ne me contrôlera pas.
- J'obtiendrai tout ce dont j'ai besoin.
- J'ai un but et un rôle uniques dans le monde.
- J'améliore tous les jours ma pratique de XYZ
- Je profite de chaque instant qui m'est donné

> ➢ *Méditation par Mantra :* Choisissez un mantra – un mot, un son, une phrase, sur lequel fixer votre attention. Vous pouvez également choisir une qualité associée à ce dernier, que vous souhaiteriez intégrer dans votre vie telle, "l'amour", "la paix", ou "le pardon". Vous pouvez également choisir une de vos citations ou écriture sainte

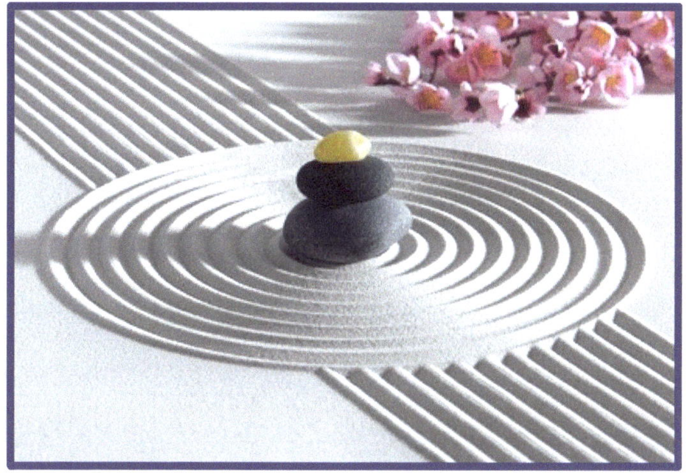

préférée qui a un sens personnel pour vous. Une fois que vous avez choisi votre mot, son, phrase, allez dans une pièce silencieuse et confortable, évitez toute distraction possible, et mettez-vous en position assise de méditation. Commencez par respirer profondément. Lorsque vous vous sentez relaxé, répétez votre mot ou votre phrase, soit à voix haute ou dans votre tête. Répétez plusieurs fois, calmement et doucement. Méditez sur le sens et l'impact du mot que vous citez. Une autre variation de cette technique consiste à utiliser un chapelet et une prière spécifique, en se concentrant sur chaque perle et prière que vous répétez.

➤ *Analyse du corps :* allez dans un endroit calme et confortable et éteignez votre téléphone portable et mettez-vous à l'écart de toute distraction. Allongez-vous pour cet exercice, dos au sol, les bras le long de votre corps et les jambes tendues, votre cou et votre dos droits et détendus. Vous pouvez choisir de vous allonger sur un tapis ou votre lit. Commencez par respirer profondément, en prenant des respirations lentes et légèrement accentuées. Ressentez dans un premier temps quelles sont les parties de votre corps en contact avec le tapis ou matelas. Concentrez-vous sur le relâchement de ces parties en vous focalisant dessus pour les relaxer.

Ensuite, tâchez de laisser toutes les pensées ou les sons qui pourraient vous distraire derrière vous, et concentrez-vous uniquement sur votre corps. Acceptez chaque sensation, qu'il s'agisse de douleur ou de relaxation. Portez votre attention sur les différentes parties de votre corps, En commençant par vos orteils, la plante de vos pieds, vos chevilles et en remontant jusqu'à votre tête.

Apportez une attention individuelle à chaque partie de votre corps. Notez les différentes sensations de ce dernier, que cc soit de la chaleur, de la tension, de la douleur, ou de la relaxation. Visualisez la relaxation par le biais de votre respiration, par la chaleur éprouvée dans chaque section corporelle évoquée. Après avoir prêté attention sur chaque partie, concentrez-vous sur les sensations de votre corps dans l'ensemble. Bien que la méthode de l'analyse du corps traditionnelle implique de rester immobile durant la session entière, vous pouvez très bien expérimenter de nouvelles variations en choisissant de vous étirer en douceur ou de masser quelques zones de votre corps qui nécessitent d'être stimulées afin de supprimer une tension quelconque.

➤ *Visualisation :* asseyez-vous en position de méditation dans une pièce calme et sans distractions possibles. Commencez à respirer profondément en vous concentrant sur le son et la sensation de votre respiration et laissez votre corps se relâcher. Lorsque vous êtes détendu, visualisez l'image d'un endroit paisible, qu'il soit réel ou imaginaire. Cela peut être un lac, des montagnes ou une forêt.

Concentrez-vous sur chacun de vos sens. A quoi ressemble ce lieu ? Imaginez les détails visuels, en vous focalisant sur chacun d'entre eux. Imaginez ce que vous pourriez ressentir, sentir, gouter ou entendre dans cet endroit.

> *Guidage audio :* choisissez un enregistrement si vous ne parvenez pas à focaliser votre attention tout(e) seul(e). Vous en trouverez dans le commerce assez facilement. Attention, nous sommes plus dans une logique de relaxation et d'auto-hypnose que de vraie méditation. Ecoutez les instructions données en visualisant chaque détail de l'imagerie guidée au fur et à mesure que vous l'écoutez.

> *Marche méditative :* choisissez un endroit où vous pourrez marcher et dans lequel vous serez confortable et en sécurité, que ce soit dans un parc, le long d'un sentier etc…Au lieu de vous focaliser sur l'exercice

physique ou la destination à atteindre en marchant, concentrez-vous simplement sur la sensation de mouvement et sur ce que vous ressentez à travers vos pieds lorsqu'ils touchent le sol pour vous propulser vers l'avant. Ralentissez quelque peu le rythme de votre marche pour vous permettre de visualiser chaque mouvement de vos jambes, bras et de votre torse. Permettez à vos pensées de passer à travers votre esprit sans que vous ayez à les analyser, les juger ou les retenir. Videz-vous la tête et recentrez votre attention sur la sensation de votre marche.

> ➢ *Réflexion par la lecture ou moment de calme :* trouvez un endroit tranquille, et sans distraction. Mettez votre téléphone portable en mode silencieux. Lisez un poème, un texte sacré ou un texte qui vous parle. Si vous le souhaitez, vous pouvez lire plusieurs fois en vous concentrant sur chaque phrase. Puis relisez le tout encore

une fois et concentrez-vous sur le sens du texte dans son ensemble. Réfléchissez tranquillement sur le sens et l'impact que ce passage aurait sur votre vie. Ecoutez de la musique ou des paroles sacrées. Ecrivez vos pensées dans un journal, en vous assurant de n'y apporter aucun jugement. Vous pouvez également choisir comme moyen de concentration de copier simplement le texte dans votre journal une seule ou plusieurs fois tout en respirant profondément.

➢ *Concentration d'énergie :* Trouvez un endroit tranquille et silencieux et sans distraction et asseyez-vous en position de méditation. Respirez profondément et concentrez-vous sur la sensation de votre respiration au moment où cette dernière entre et ressort de votre corps. Portez votre attention sur l'intérieur de votre corps, pour atteindre un état vous donnant l'impression d'être centré sur vous-même ou enraciné dans le sol. L'idée générale de centre signifie généralement de rediriger les pensées dispersées et votre attention sur vous-même et l'enveloppe de votre corps. Si vous sentez que votre énergie n'est pas équilibrée ou est floue, tentez de vous refocaliser sur l'énergie émanant du cœur de votre corps. Vous pouvez également tenter de vous concentrer sur différents chakras ou zones d'énergie selon la tradition Hindoue. Les sept chakras constituent un concept quelque peu compliqué, mais en résumé, on peut les expliquer ainsi :

- Le Chakra de la Couronne – Situé au sommet de la tête, ce chakra est associé à la connectivité spirituelle, la compréhension, la volonté et à la couleur violette ou pourpre.
- Le Chakra du Troisième Œil – légèrement au-dessus du centre des yeux, ce chakra est associé à

l'intuition, à la connaissance psychique, et à la couleur indigo.

- Le Chakra de la Gorge – Situé au centre de la gorge, près de la clavicule, ce chakra est associé avec la communication et la couleur bleue.
- Le Chakra du Cœur – sur le sternum, ce chakra est associé aux problèmes de cœur, à l'amour et aux émotions ainsi qu'à la couleur verte.
- Le Chakra du Plexus Solaire – au niveau du diaphragme, entre le sternum et le nombril, ce chakra est associé à l'intellect, la purification, la force de vie, la sagesse et à la couleur jaune.
- Le Chakra Splénique – Sur le nombril, ce chakra est associé à la créativité et à la couleur orange.
- Le chakra racine - dans la région pelvienne, ce chakra est associé à la terre, la sexualité et à la couleur rouge.

➤ *Méditation par le mouvement :* allez dans un endroit libre de toute distraction et éteignez votre téléphone. Vous pouvez choisir de faire cet exercice avec une musique relaxante ou dans le silence complet. Restez debout avec vos pieds fermement plantés dans le sol, les jambes et la largeur de vos épaules doivent former une base solide, et les genoux légèrement pliés. Alignez votre tête avec vos épaules et vos épaules avec vos hanches. Allongez ou étirez votre colonne vertébrale et laissez vos épaules retomber, tout en ouvrant votre poitrine.

Laissez retomber vos bras le long de votre corps ou pliez-les au niveau des coudes, tout en joignant et pressant délicatement la paume de vos mains. Prenez plusieurs grandes respirations, pour vous vider l'esprit de toute pensée et concentrez-vous sur votre respiration. Continuez de respirer profondément en essayent de vous centrer ou de vous lier à la terre. Quand vous êtes prêt, bougez doucement votre corps. Il y a plusieurs façons de bouger. Vous pouvez tout simplement vous étirer vers le ciel ou vous replier vers le sol ou permettre à votre corps de se plier et se balancer tel un serpent ou tel le mouvement d'un arbre dans le vent. Vous pouvez commencer accroupi sur le sol, imaginant que vous êtes une fleur en train de fleurir, et dépliant délicatement et lentement chacun de vos pétales jusqu'à vous retrouver debout dans la pleine lumière du soleil.

Vous pouvez également imaginer que vous êtes un animal, en bougeant, vous tapissant. Si vous écoutez de la musique, vous pouvez prêter attention au rythme, tout en dansant en réponse à l'inspiration qu'elle vous procure. Lorsque vous bougez, n'analysez pas vos mouvements, acceptez simplement le balancement et le rythme de votre corps. <u>Si vous pratiquez le yoga, la posture de la salutation au soleil</u> est tout à fait indiquée dans le cadre de cette pratique de méditation par le mouvement.

➤ *Contemplation :* Choisissez un objet ayant un sens particulier pour vous, qu'il s'agisse d'une statue ou d'une photo d'une divinité ou d'un saint, une image, un objet naturel tel une pierre ou une fleur, ou la lumière d'une bougie. Placez cet objet en face de vous, légèrement en dessous du niveau des yeux et dans une pièce calme et sans distraction. Adoptez la position assise de méditation, fermez les yeux et respirez profondément et calmement en concentrant votre esprit.

Maintenant, au lieu de fermer les yeux, ouvrez-les et focalisez votre regard sur l'objet en question. Essayez d'ouvrir les yeux aussi longtemps que possible. Lorsqu'il ne vous est plus possible de résister, fermez-les et visualisez l'image de l'objet dans votre tête. Pensez à la nature et au sens de ce dernier, ou laissez-le envahir votre attention au fur et à mesure que vous videz votre esprit. Laissez vos pensées divaguer sans les retenir ou les analyser. Si votre concentration oscille, ou si l'image mentale de votre objet commence à disparaitre, ouvrez à nouveau les yeux et répétez le procédé jusqu'à ce que vous ressentiez le besoin urgent de cligner des yeux.

Une variation de cet exercice consiste à utiliser des bougies de couleurs différentes, les couleurs représentant alors différentes qualités[5]. Choisissez une couleur et concentrez-vous sur sa qualité au fur et à mesure que vous contemplez cette dernière se consumer. Si vous choisissez

---

[5] www.fragrantheart.com/cms/free-audio-méditations/spiritual-awareness/candle-gazing-meditation

d'utiliser la flamme d'une bougie comme objet de contemplation, assurez-vous d'être dans une pièce sans courant d'air ou ventilateur pour que votre flamme ne s'éteigne pas ou qu'elle ne puisse pas vaciller durant votre méditation.

- Blanc – la clarté, l'intégrité, la pureté, l'innocence et la simplicité
- Doré – La richesse, la prospérité, l'abondance, la spiritualité, les idéaux supérieurs
- Argenté – La clairvoyance, la transformation personnelle, le subconscient
- Violet – l'engagement, le respect, la connexion avec le divin, le développement spirituel, et une conscience plus élevée
- Indigo – L'intuition, la perspicacité, la sagesse, l'imagination, et la clarté de pensée

- Bleu – La communication, l'expression de soi, l'inspiration, la créativité, la relaxation, la confiance et le dévouement
- Turquoise – la guérison, l'indépendance, et la protection
- Vert – L'amour, le pardon, la compassion, l'inspiration, l'espoir, le dévouement et la liberté
- Jaune – la générosité, l'éthique, la confiance, l'estime de soi, la discipline, l'ambition, le courage, la puissance intérieure, et le respect de soi
- Orange – L'énergie sexuelle, la sensualité, le bonheur, l'amitié, la capacité de surmonter les pertes, et l'optimisme
- Rouge – la survie, la sécurité, la connexion au monde physique, le courage, les relations familiales, la force physique et la vitalité

- Rose – la loyauté, la chaleur et l'empathie

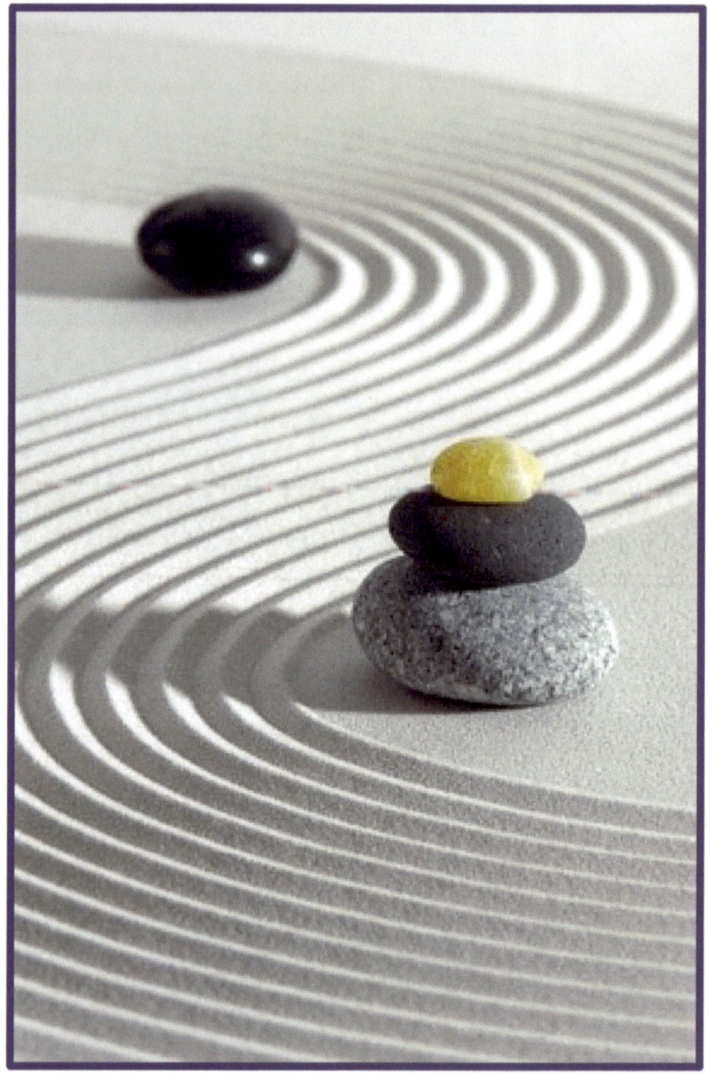

Voilà, ce guide tout à fait introductif à la méditation est terminé. Il existe de très nombreux livres sur le sujet si vous voulez en savoir plus (ce que j'espère !) mais la pratique de l'*exercice de respiration profonde* est à faire absolument. **Essayez d'y consacrer au moins dix minutes tous les jours** et vous constaterez par vous-même les résultats positifs.

Pour aller plus loin, voici les deux livres que je vous conseille :

L'art de la méditation, de Matthieu Ricard.

Où tu vas, tu es, de Jon Kabat-Zinn.